ESSAI

SUR LA

Valeur physiologique et thérapeutique

DU

PHOSPHATE DE CHAUX

DANS LES

FRACTURES

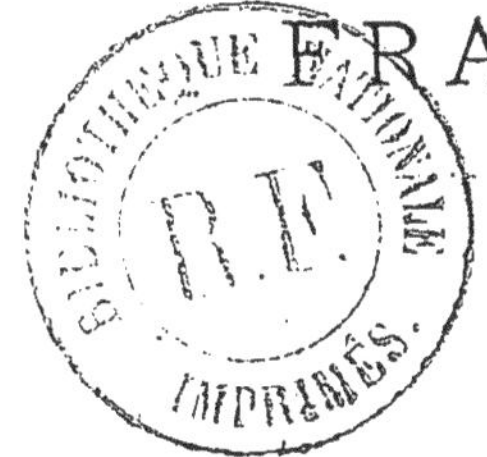

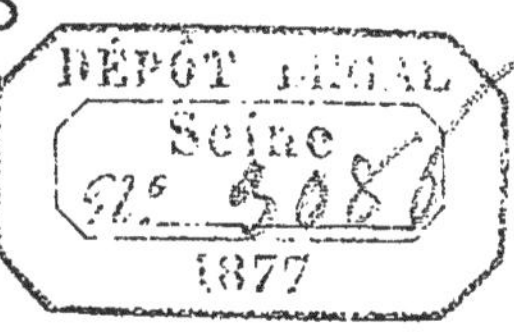

PAR

P. MIDRIN,

Docteur en médecine de la Faculté de Paris,
Ex-Interne des Asiles,

PARIS

A. PARENT, IMPRIMEUR DE LA FACULTÉ DE MÉDECINE

29-34, RUE MONSIEUR-LE-PRINCE, 29-34

1877

A MON PÈRE, A MA MÈRE

A MES PARENTS.

A MES AMIS

ESSAI

SUR LA VALEUR PHYSIOLOGIQUE ET THÉRAPEUTIQUE

DU

PHOSPHATE DE CHAUX

DANS LES FRACTURES

AVANT-PROPOS.

Le sujet que nous allons aborder n'est pas nouveau ; depuis longtemps déjà, on administre le phosphate de chaux dans des affections aussi nombreuses que diverses. Il nous a paru néanmoins, à cause de cela peut-être, et sans nous dissimuler les difficultés auxquelles nous allions nous heurter, qu'il n'était pas inutile de savoir quelle confiance on pouvait accorder à cet agent dans le traitement des fractures.

Le côté physiologique, on le comprend facilement, tient une grande place dans l'étude que nous avons faite, c'est pourquoi, on nous verra nous appuyer fréquemment sur les données résultant du rôle des sels en général dans l'économie, pour refuser à un produit complexe des qualités qui en définitive, pourraient être rapportées à l'un ou à l'autre des composants.

Il ne nous a pas été donné de faire nous-même des expériences qui pussent corroborer notre travail; mais nos recherches n'auront pas été vaines si par la comparaison des faits d'hommes tels que MM. Gosselin, Alphonse Milne-Edwards, Voit, Heiden, Sanson, etc., nous pouvons tirer des déductions qu'on est en droit de nous réclamer.

En général, l'expérimentation a porté sur des animaux ; or, nous avons pensé qu'en dehors des théories et des analyses, il ne serait pas sans intérêt, de donner des résultats nécropsiques de fractures traitées chez l'homme par le phosphate de chaux.

Nous nous sommes donc attaché à rassembler tous les matériaux qui nous ont paru propres à jeter quelque lumière sur le point spécial dont nous nous occupons : nous n'osons pas dire que nous avons réussi à élucider complètement la question, mais nous avons fait notre possible ; aussi bien présenterons-nous ce modeste travail comme une étude préliminaire, sur un des côtés complexes de la médication phosphatée calcique.

HISTORIQUE.

Sans connaître le médicament découvert par Gahn dans les os, les anciens employaient le phosphate de chaux dans un grand nombre de maladies, sous diverses formes.

C'étaient le plus souvent des parties d'animaux, comme les os des mammifères et des oiseaux, la corne de cerf, les dents d'hippopotame, de licorne, de sanglier, l'ivoire l'album grœcum (excréments de chiens nourris exclusivement d'os) les écailles d'huîtres, les yeux d'écrevisses.

Galien ordonnait la corne de cerf pour blanchir les dents et fortifier les gencives.

Plus près de nous, Sydenham donnait la corne de cerf dans la décoction blanche qui porte son nom.

En 1748 Fabricius de Hildanus administre dans les fractures, l'ostéocolle dont on n'a jamais bien su la composition ni la valeur.

En 1770, de Haen donne les écailles d'huîtres dans diverses affections.

Déjà en 1758, Hérissant avait examiné l'action de l'eau forte sur les os pour isoler la matière animale et la matière terreuse ; lorsque en 1778, le chimiste suédois Henri Gahn reconnaissait, que la plus grande partie de la matière terreuse des os était du phosphate de chaux.

Dans le même temps, Rouelle jeune démontrait d'une manière péremptoire, que la base associée à l'acide phosphorique était la chaux.

Nicolas de Nancy, modifia les procédés de ses prédécesseurs pour obtenir le phosphate de chaux, Et depuis, les siens ont été conservés presque sans changements jusqu'à nous.

Le citoyen Bonhomme, en 1793, fait des expériences sur la nature du rachitisme, et conclut le premier, à l'emploi du phosphate de chaux. Il fit à ce sujet, un mémoire qui fut lu par Hallé à l'Académie royale de médecine,

Malgré ces recommandations, le médicament était peu employé.

En 1838, Piorry le conseillait dans l'ostéomalacie, la carie et le rachitisme.

Jusque-là, nous le voyons employé comme faisant partie d'un traitement général pour des affections à longue évolution.

Les expériences de Chossat en 1842 sur des pigeons, et celles de Piorry en 1844 attirèrent l'attention, et on se demanda, si en administrant le phosphate de chaux à l'intérieur, on n'obtiendrait pas une consolidation plus rapide des fractures.

MM. Lenoir et Gosselin entraient dans cette voie et M. Alphonse Milne-Edwards s'engageant à la suite de ce dernier, expérimentait sur des animaux et devait conclure à l'emploi du médicament dans un mémoire présenté à l'Académie des sciences en 1856.

Le signal était donné, aussi les chirurgiens s'empressèrent-ils de demander au nouvel agent, les services de toutes sortes, qu'on attribuait à sa vertu thérapeutique.

Nous avons parcouru les thèses de Bertrand 1865, de Gaulon, 1866 ; de Bordenave, 1874, envisageant la médication phosphatée calcique à un point de vue général : cependant on expérimentait aussi en Allemagne : Les travaux de Voit en 1869, ceux de Weiske de Heiden en 1874 venaient contredire les conclusions de Milne-Edwards.

André Sanson, à la même époque, ne reconnaissait pas non plus au phosphate de chaux la propriété ostéogénique, lorsqu'il était jeté directement dans l'économie et s'appuyait, pour établir le fait, sur des expériences de zoo-technie.

En 1874, Lestage, dans une thèse où il envisage le phosphate de chaux au point de vue de l'élimination par les urines seulement, pense que celui qui n'est pas éliminé par les fèces, l'est dans le rein.

Nous ne passerons pas sous silence la série des spécialités que la spéculation, à tort ou à raison a jetées dans le public; parmi les nombreuses préparations actuelles, nous citerons en tant qu'appartenant à l'histoire du phosphate de chaux: l'ostéine de Mouriés et le travail dont elle devait naître; la solution de biphosphate d'Odet; M. Dusart, son sirop de lactophosphate et son livre: le chlorhydro-phosphate de Coirre, etc.

Nous allons voir maintenant, ce que la chimie et la physiologie nous permettent d'attendre du médicament, quelle que soit la forme sous laquelle il se présente.

CHIMIE.

Le phosphate de chaux se présente sous trois formes :

PhO^5 $3CaO$. Phosphate tricalcique.

$PhO^5 \begin{cases} 2CaO. \\ HO \end{cases}$ Phosphate neutre.

$PhO^5 \begin{cases} CaO \\ 2HO. \end{cases}$ Phosphate acide.

Le phosphate tribasique ou phosphate des os $PhO^5 3CaO$, se rencontre abondamment dans la nature sous la forme calcaire.

En France, le premier gisement de phosphate de chaux naturelle a été découvert à Wisant (Pas-de-Calais) par

Berthier. Mais c'est en 1829 que Buckland appela l'attention sur les phosphates minéraux. Il explora l'Angleterre et annonça qu'on rencontrait abondamment dans la craie et dans les couches tertiaires, des coprolithes qui étaient les excréments de divers animaux, et en particulier de grands sauriens dont on trouvait les os dans les mêmes régions. Il dit que ces masses nodulaires étaient formées en grande partie d'ossements broyées, riches en phosphate de chaux.

En 1851, chez nous, Meugy et De la Noue découvrirent de nombreux nodules coprolithiques dans le terrain crétacé inférieur. On l'exploite pour l'agriculture dans les Ardennes, la Meuse, le Pas-de-Calais, Tarn-et-Garonne.

Dans les laboratoires on le retire des os. C'est une poudre blanche, insipide, inodore, à peu près insoluble dans l'eau $\frac{3}{100000}$, lorsqu'il a été calciné et $\frac{5}{200000}$ lorsqu'il a été récemment préparé (Wurtz).

La présence de sels ammoniacaux augmente cette volubilité, de même que la présence des chlorures et de l'azotate de sodium (Liébig).

Il se dissout dans les acides.

C'est lui qui donne en partie aux tissus leur consistance, et spécialement aux os dans la composition desquels il entre pour une proportion de 60 p. 100.

Dans le sang il est tenu en dissolution par l'acide carbonique, ou le chlorure de sodium, ou bien il est uni aux matières albuminoïdes.

On le prépare, en traitant la cendre d'os ou les os calcinés par l'acide chlorhydrique dilué, qui dissout le phosphate tricalcique; puis on sature par l'ammoniaque la solution chlorhydrique de ce sel. Le phosphate se précipite sous forme de masse gélatineuse, qu'on recueille, qu'on lave à l'eau, et qu'on dessèche.

C'est alors une poudre blanche qui n'est pas parfaitement pure, elle contient encore du phosphate de magnésie qui ne nuit en rien à la préparation.

Il vaut mieux exécuter la décomposition à chaud ; autrement le précipité serait très-gélatineux, deviendrait dur et corné.

Le phosphate neutre : $PhO^5 \begin{cases} 2CaO \\ HO \end{cases}$ s'obstient en précipitant le chlorure de calcium par le phosphate de soude. C'est un sel blanc, cristallisé, à peu près insoluble.

Il forme les concrétions calcaires des urines.

Le phosphate acide de chaux, $PhO^5 \begin{cases} CaO \\ 2HO \end{cases}$ appelé encore biphosphate ou phosphate de chaux mono-calcique, cristallisé en paillettes, et est très-soluble dans l'eau. Il existe dans les humeurs à réaction acide. Dans l'urine de l'homme et celle du chien. Lassaigne a reconnu son existence dans le suc gastrique.

On prépare le phosphate acide en traitant les os par l'acide sulfurique. La liqueur filtrée abandonne en évaporant le phosphate à l'état cristallisé.

PHYSIOLOGIE.

Nous ne passerons pas à l'examen du rôle physiologique du phosphate de chaux, sans nous préoccuper tout d'abord de ce qu'il advient lorsqu'un animal est soumis à l'inanition minérale.

Nous avons vu Bonhomme et Piorry le recommander,

Chassat survint qui jeta un jour nouveau sur le rôle des sels dans la nutrition des os en particulier.

Cet expérimentateur nourrit des pigeons avec des grains choisis un à un, de manière à supprimer les substances minérales de l'alimentation, et trouva que les os étaient devenus minces et fragiles, tandis que si on leur donnait en même temps des sels calcaires, il ne se produit rien de semblable. Il faut remarquer que (1) « Chossat n'a donné aucune analyse, de façon que l'on ne pouvait savoir si les os étaient simplement devenus plus minces ou si, la proportion d'osséine restant la même, la proportion de sels terreux diminuait seule. »

Bibra qui fit des expériences sur des cannes de la même année et qui pondaient, nourrit l'une avec des pommes de terre et de l'orge mondé ; l'autre avec la même nourriture, plus des sels calcaires. Au bout de huit jours, la première pondait des œufs à coquille plus mince, et quelques jours après sans coquille ; au bout de trois semaines, elle ne pondait plus.

La seconde pondait encore.

L'histoire des serins de Piorry semble confirmer cette idée, que les sels minéraux manquant ou étant insuffisants dans l'alimentation, les produits de l'animal sont plus pauvres en calcaire.

Haubner dit aussi après expérimentation que des pigeons nourris de grains sans chaux, périssent tous.

Ces expériences acceptées, il n'y avait qu'un pas à faire pour regarder les sels comme agents dans les réparations osseuses. Et comme le phosphate de chaux est répandu

(1) Alphonse Milne Edwards. Thèse de 1860. Constitution chimique des os.

dans tout l'organisme, comme il forme la majeure partie du tissu osseux, le moment n'était pas loin, où on allait le recommander dans les fractures pour lesquelles son concours devenait précieux. Aussi bien, M. Gosselin ne tardait-il pas à diriger des expériences que M. Alphonse Milne-Edwards devait présenter à l'Académie des sciences

En même temps que Lenoir administrait le phosphate de chaux, M. Gosselin à l'hôpital Cochin le donnait dans les fractures mêlé aux aliments (1). Les résultats parurent favorables, on avait pu enlever l'appareil du vingt-septième au trentième jour, la fracture semblait consolidée.

Mais dit M. Milne Edwards « on ne pouvait pas examiner les cals, on ne pouvait juger de leur plus grande solidité qne bien approximativement. »

M. Milne Edwards tentait alors des expériences sur des chiens et des lapins, auxquels il fracturait les cuisses.

Sur six cals de lapins examinés, trois avaient été soumis au régime ordinaire ; les animaux sacrifiés, on jugea que les cals des premiers étaient plus avancés. Sur dix cals de chiens, cinq furent soumis au régime phosphaté : les cinq cals parurent présenter une différence notable ; la consolidation était plus avancée. (2)

Comme nous l'avons annoncé, nous ne nous en sommes pas tenu à ces expériences ; nous avons vu l'épreuve contradictoire plus récente ; or celle-ci nous a paru dirigée avec un soin plus spécial. Les os des animaux soumis

---

(1) Gosselin. Emploi du phosphate de chaux dans les iractures (Gazette des hôpitaux, 1856).

(2) Alphonse Milne Edwards. Mémoire présenté à l'Académie des sciences (Bulletin de thérapeutique, 1856, t. L, p. 399).

à la privation étaient étudiés avec soin et les excreta analysés.

Les travaux antérieurs paraissaient si peu probants à
Voit, qu'il pouvait encore dire en 1869 : « On sait combien
l'organisme exige d'albumine, de graisse, d'hydrogène, de
carbone, d'eau ou d'oxygène ; on sait, les effets d'une consommation plus ou moins grande de ces corps, mais on
n'a pas la moindre idée du temps pendant lequel un animal peut supporter la privation de sels, de ce qui arrive
lorsqu'on en supprime l'emploi. Ici encore l'expérience
directe peut seule nous apprendre quelquechose et nous
donner une idée claire, de l'importance des sels alimen-
taires dans la nutrition et de la quantité qu'il en
faut. » (1)

Bischoff dit que, si 800 grammes de pain ne peuvent
seuls nourrir un chien, ils le feront complétement par
l'addition de 100 grammes de viande « celle de toute autre
substance, de sels par exemple, ne conduirait pas aux
mêmes résultats. » Aussi Voit, tout en reconnaissant la
nécessité des sels, se demande-t-il combien il faut en con-
sommer pour renouveler et maintenir la quantité normale
de ceux de l'économie et il ajoute : « Nous n'en savons rien
malgré l'importance capitale du sujet pour l'alimentation. » (2)

Que sera-ce alors pour la réparation ? Et pour la répa-
tion spéciale dont nous nous occupons ?

Magendie nourrit des animaux avec du fromage, du pain

---

(1) Voit. Compte rendu de l'Académie des science de Munich, 1869 (Mo-
niteur scientifique, 1872, t. II, livre IV).

(2) Voit, Loc. cit.

– 15 –

blanc de froment et des œufs, ces animaux moururent
cependant cette nourriture renfermait des sels.

J. Forster a fait des recherches qui établirent que les
animaux adultes peuvent vivre assez longtemps avec le
minimum de sels dans l'économie. Voit reprenant les expériences de Chossat et d'Haubner, nourrit pendant des
années, des pigeons auxquels on avait enlevé la cervelle,
et qui ne pouvaient manger seuls, avec des grains et sans
chaux. (1)

En même temps que les travaux que nous venons de si-
gnaler, André Sanson en France s'occupait de la question
et jugeant les résultats obtenus par Gosselin, Milne Edwards etc., il dit : (2) «Il n'est pas à ma connaissance que les
essais poursuivis à cet égard sur des personnes adultes ou
des enfants, aient présenté les conditions de rigueur, qu'on
est en droit d'exiger d'une expérience scientifique. Pour
uger de la valeur thérapeutique ou simplement hygiénique
de ces préparations (phosphatées calciques) il est intéres-
sant de voir dans quelle mesure leurs éléments constituants
sont assimilables pour l'économie animale. »

Nous allons rapporter avec lui deux tableaux d'expériences, les unes faites à Pommritz par E. Heiden, les
autres à la station de Proskau par H. Weiske ; le soin avec
lequel elles ont été faites, la rigueur apportée dans les
analyses des ingesta et des excreta, les résultats enfin,
militent trop en faveur de nos conclusions pour qu'il nous
soit permis de les omettre. Cette fois, c'est au phosphate
de chaux directement que nous avons à faire.

(1) Voit. Loc. cit.
(2) André Sanson. Gazette hebdomadaire, 1874.

« Les expériences de Pommritz ont été faites sur douze cochons de lait de la même portée. Ils n'étaient pas tous également développés.

Quatre étaient très-vigoureux ; quatreun peu moins forts ; quatre tout à fait faibles. On les a divisés en trois séries, dont chacune comprenait deux sujets vigoureux et un faible.

Dans chaque série, deux sujets, un vigoureux et un faible, recevaient du phosphate de chaux avec la nourriture ordinaire qui était donnée seule aux deux autres.

Le tableau suivant donne l'exposé de l'expérience :

1re série :	a. — 2 animaux du poids de 69 livres.	Phosphate.
—	b. — 2 — — 65 —	Pas de phosphate.
2e série :	a. — 2 — — 51 —	Phosphate.
—	b. — 2 — — 50 —	Pas de phosphate.
3e série :	a. — 2 — — 37 —	Phosphate.
—	b. — 2 — — 25 —	Pas de phosphate.

Les animaux étaient âgés de huit semaines ; on leur donnait de l'orge mondé et du petit lait, en proportion de leur poids et de leur appétit.

La quantité de phosphate de chaux, administré par jour et par tête était d'environ 25 grammes.

Selon la coutume usitée en Allemagne, le sél provenant des os calcinés, puis réduits en poudre avait été adminis tré à l'état colloïde. Les expériences ont duré cent quarante-trois jours.

On a déterminé soigneusement les quantités d'acide phosphorique et de chaux, contenues dans la ration journalière, et celles qui étaient expulsées dans les déjections et il est résulté des analyses, que l'addition du sel aux aliments a eu pour seul résultat d'augmenter dans les excréments, la proportion des éléments constituants.

Ainsi pour a de la première série, où cette proposition était avant de 1,59 pour 100 d'acide phosphorique et de 96 pour 100 de chaux, elle a été après de 3,08 pour 100 d'acide phosphorique et de 3,20 pour 100 de chaux.

Pour a de la deuxième série de 2,61 et de 1,74 elle est passée à 3,99 et 2,82 ;

Pour a de la troisième série de 3,16 et de 2,00 elle est passée à 4,40 et 2,97.

La comparaison de ces nombres, eu égard à la composition de la ration alimentaire de chacun des individus, montre que dans tous les cas, il a été expulsé plus des éléments du phosphate de chaux que n'en contenait l'addition faite à la ration ; le surplus provenant de l'acide phosphorique et de la chaux, contenus dans les aliments ne sont jamais assimilés en entier. D'où Heiden conclut qu'il n'y a eu nulle assimilation de phosphate de chaux ajouté. (1)

L'expérience de Weiske, entreprise plus spécialement en vue d'étudier le phénomène de physiologie pure a donné des résultats peut-être encore plus accusés. (2)

Deux veaux complètement normaux âgés de cinq à six mois, ont été placés, sans litière dans des stalles disposés pour qu'aucune parcelle d'aliments ne se perdit et qu'on pût recueillir, également sans perte, les excréments solides et liquides. Ils recevaient depuis longtemps une ration déterminée, à laquelle ils étaient habitués, lorsque commença l'expérience qui a duré seize jours.

____

(1) Heiden. Fuhling's landwirtschoftliche Zeitung XXIII Jahrg... 1 Heft, janvier 1874, p. 13.
(2) Veiske. Journal für landwirtschoft, XXI Johrg. 2 Heft, p. 139.
    Midrin.   2

Dans cette ration étaient contenus chaque jour : 26 gr. 69 de chaux et 32 gr. 72 d'acide phosphorique pour le sujet n° 1 : 31 gr. 42 de chaux et 34 gr. 18 d'acide phosphorique pour le sujet n° 2.

Du 19 au 25 janvier 1872, les deux animaux ont été nourris sans addition de phosphate de chaux : Du 26 janvier au 3 février, 12 gr. de phosphate de chaux préparé comme il a été dit plus haut, contenant 6 gr. 44 de chaux et 5 gr. 21 d'acide phosphorique ont été ajoutés. En agitant le sel dans l'eau des boissons, on le faisait tout prendre.

Pendant les seize jours d'expérience les excréments solides et liquides expulsés dans les 24 heures, par chacun des animaux, ont été analysés chaque jour, et on en a déterminé la teneur en chaux et en acide phosphorique, de façon à saisir le moment où se montrerait un changement à la suite de l'addition de phosphate de chaux à la ration.

Voici les résultats :

Dans la première période, le sujet n° 1 a pris 26 gr. 69 de chaux et 32 gr. 72 d'acide phosphorique : le n° 2, 31 gr. 42 de chaux et 34 gr. 18 d'acide phosphorique.

Il a été éliminé par le n° 1, 13 gr. 12 de chaux et 14 gr. 36 d'acide phosphorique : par le n° 2, 14 gr. 30 de chaux et 11 gr. 93 d'acide phosphorique.

Dans la deuxième période, avec 12 gr. de phosphate (6,44 de chaux et 5,21 d'acide), il a été pris par le n° 1, 33 gr. 13 de chaux et 37 gr. 93 d'acide phosphorique par le n° 2, 37 gr. 86 de chaux et 39 gr. 39 d'acide phosphorique. Il a été éliminé dans cette deuxième période, par le n° 1, 16 gr. 50 de chaux et 16 gr. 33 d'acide phosphorique ; par

le n⁰ 2, 21 gr. 07 de chaux et 17 gr. 61 d'acide phosphorique.

Il a donc été assimilé dans cette seconde période, par le
n° 1, 16 gr. 63 de chaux et 21 gr. 60 d'acide phosphorique;
par le n° 2, 16 gr. 79 de chaux et 21 gr. 78 d'acide phosphorique.

Ces quantités étant de beaucoup inférieures à celles
contenues dans les aliments consommés ; il est clair que le
phosphate de chaux ajouté n'y est intervenu pour rien. »

Hofmeister a observé des faits analogues aux précé-
dents.

Lestage (1) dans sa thèse, envisage le phosphate de
chaux au point de vue de son élimination par les urines
seulement.

Il expérimentait dans le laboratoire de M. le Professeur
agrégé Gautier, sur des cobayes qu'il a observés pendant
deux mois et demi, et il a remarqué que le phosphate rendu
soluble et absorbable n'était pas assimilé, mais rejeté dans
les urines.

Sur cinq cobayes du même âge et de la même portée,
quatre furent nourris de son, additionné de phosphate de
chaux, sous ses différentes formes.

Un seul mangea du son sans addition de sel.

A la fin de l'expérience, les animaux furent sacrifiés;
on constata que tous avaient doublé de poids; celui nourri
de son pur s'était accru plus vite en proportion. « Les os
furent pesés et donnèrent une différence proportionnelle
au poids absolu du corps. »

Les longues expériences que nous avons rapportées
nous empêchent de reproduire le tableau de M. Lestage

(1) Lestage, Thèse de 1874.

dont nous venons de donner brièvement le résumé.

Comme on vient de le voir, le phosphate de chaux jeté directement dans l'économie n'est pas assimilé. Cette assimilation est encore à l'état problématique.

CONSIDÉRATIONS SUR LES CALS.

De tout temps on s'est préoccupé de la consolidation des fractures, et la formation du cal est liée de trop près à la génèse osseuse, pour que nous ne touchions pas à celle-ci.

Nous dirons brièvement les études de Duhamel et ses expériences-sur la coloration des os par la garance, qui donnèrent naissance aux travaux de Haller, de Dethlef et de Bordenave.

Duhamel pensait que le périoste fait l'os lui-même. Haller disait qu'il n'agit que par ses vaisseaux. Ces deux opinions sont arrivées jusqu'à nos jours soutenues l'une et l'autre par des noms célèbres, Duhamel ayant à sa suite des hommes tels que : Hunter, Macdonald, Boyer, Dupuytren, Jobert de Lamballe, Flourens, Velpeau, Malgaigne, etc., tandis que Haller trouvait pour soutenir son idée Bordenave, Dethlef, Bichat qui niait toute spécificité au périoste. « Le périoste est étranger à la formation des os et n'est qu'accessoire à celle du cal. » Scarpa fut de son avis.

Actuellement les expériences d'Ollier et de Ranvier qui a démontré la couche ostéogène du périoste ont ramené la question dans le sens de Haller et de Bichat.

Bien qu'Ollier regarde encore le périoste comme un agent de consolidation indispensable, il a cependant expérimentalement démontré qu'un os fracturé et privé de son périoste, se consolide très-bien, quoique plus lentement.

Wundt, suivant l'idée de Liebig touchant l'ostéogénie, dit : (1)

« Le tissu osseux provient toujours de transformation du tissu connectif ou du cartilage. Quand le tissu connectif passe à l'état de tissu osseux, les cellules se transforment directement en cellules osseuses, et la substance fondamentale se charge de sels calcaires. »

Pour le cartilage, toute son ossification consiste dans la disparition de la substance fondamentale ramollie, et dans l'apparition de nouveaux éléments, produits par les cellules de cartilage ; aussi, le tissu osseux qui remplace le cartilage, n'est pas en réalité un produit du cartilage, mais bien un nouveau tissu qui le remplace.

Au fond, la propriété ostéogénique ne réside que dans l'élément lui-même, alors qu'il est à la période ostéogène, et la consolidation intrafragmentaire a lieu par la prolifération des cellules plasmatiques, qui se penètrent de substance calcaire. D'autre part plusieurs auteurs, et Nélaton en particulier, n'admettent pas que le tissu osseux soit un mélange de parties terreuses et organiques, mais bien un composé défini : « Il y a combinaison entre les deux éléments et cette combinaison s'opère constamment dans les mêmes proportions, en un mot, le tissu osseux est un composé défini. » (2).

(1) Wundt. Nouveaux éléments de physiologie humaine.
(2) Nélaton. Traité élémentaire de pathologie chirurgicale, t. II, 1ʳᵉ partie.

L'idée de Virchow qui regarde le tissu connectif de la moelle, des canalicules de Havers, les vaisseaux du périoste, comme le point de départ du travail de consolidation, est acceptée par un nombre considérable de physiologistes.

Velpeau a pu constater, que dans quelques circonstances, la réunion des fragments a lieu, sans qu'il se forme le cal provisoire décrit par Dupuytren et Breschet.

Il y a pour ainsi dire réunion immédiate, le travail extérieur manque, il n'y a pas de virole externe.

M. le Dr Lambron, à qui nous devons un travail estimé sur la formation des cals, admet en résumé :

1° Une consolidation bornée aux surfaces brisées, qu'il appelle interfragmentaire ;

2° Une ossification extérieure aux os et intérieure, il l'appelle extra osseuse et intra médullaire.

Cette ossification qui précède l'ossification interosseuse constitue le cal provisoire. Ce cal provisoire est tout à fait définitif et ne disparaît que par la compression et le frottement musculaire.

THÉRAPEUTIQUE.

Nous avons vu comment le cal se formait, comment avait lieu la génèse osseuse ; nous allons examiner maintenant comment les substances ingérées peuvent concourir à la nutrition osseuse ou mieux à la régénération. Nous nous préoccuperons, bien entendu, de celle qui est l'objet de ce travail, et nous verrons si en tant que substance médicamenteuse le phosphate de chaux est propre à accélérer la nutrition et la rénovation du tissu, dans l'ordre que nous avons accepté.

Nous dirons tout d'abord avec Longet : « La science ne possède encore que trop peu de notions certaines sur l'acte de la nutrition, pour être en mesure d'expliquer l'action de certaines matières médicamenteuses. » (1).

Tant qu'on a eu à faire au sel insoluble, on comprenait facilement que sa valeur thérapeutique devait être assez faible ; aussi bien dès qu'on a possédé un produit soluble, on a cru le problème résolu ; il n'y avait plus qu'à administrer le médicament, et on pouvait l'emmagasiner dans l'économie, comme a cherché à l'expliquer M. Dusart. Le phosphate de chaux soluble dans l'eau et les liquides gastriques « était absorbé par les veines de l'estomac. »

Mais tout d'abord un corps soluble est-il toujours absorbé ? Si en traversant les tissus, ce corps soluble était précipité, qu'adviendrait-il ? Or, « le phosphate acide de chaux ne peut subsister dans un milieu alcalin, où il se dédouble aussitôt en un phosphate alcalin soluble et un phosphate de chaux tribasique qui se précipite. En pénétrant dans la muqueuse, il serait arrêté par le fait de sa neutralisation » (2).

Ce sel n'est donc pas propre à pénétrer directement dans l'organisme.

Comment le phosphate insoluble peut-il fournir par suite du travail de digestion, les éléments minéraux constitutifs du squelette ? Le fait n'est établi par aucune expérience.

En se décomposant dans les sucs alcalins de l'intestin,

(1) Longet. Traité de physiologie, t. II.
(2) Caulet. Progrès médical, 1874.

ce produit donne du phosphate de soude seul absorbable, tandis que le phosphate tricalcique est rejeté par les selles.

Les sels de phosphore empruntés au règne minéral ou même aux os, ne s'assimilent pas : Livrés solubles et diffusibles dans les liquides de l'estomac, ils sont rendus par les urines ; dans le cas contraire, ils sont éliminés avec les excréments solides.

D'autre part, si nous en appelons aux expériences que nous avons rapportées sur l'inanition minérale et sur l'alimentation ; et c'est notre droit, puisque la thérapeutique a procédé de la valeur alimentaire des sels pour donner une place au phosphate de chaux ; nous voyons que d'après Kemmerich « la consommation d'une seule espèce de sel ne suffit pas pour empêcher l'apparition de désordres et de phénomènes morbides ; que les sels nutritifs n'ont pas besoin d'être renouvelés aussi souvent qu'on le croyait autrefois. »

L'homme trouve généralement dans ses aliments plus de matières salines qu'il n'aura besoin pour renouveler ses provisions, ce qui dispense de les fournir à part.

Tant que le corps garde sa composition ordinaire, il retient avec énergie ses anciens sels ; mais s'il s'appauvrit en albumine, la proportion des sels devient trop forte et une partie est éliminée, d'où il ne serait pas difficile de déduire que le phosphate de chaux, alors même qu'il serait absorbé, ne pourrait pas trouver son utilité dans une réparation osseuse. Il ne pourrait être assimilé, parce qu'il troublerait un composé dont les proportions sont définies.

Nous terminerons par l'appréciation de M. Follin, qui résume la valeur thérapeutique du médicament :

« On a prétendu, il y a quelques années, que l'administration du phosphate acide de chaux, avait l'avantage de hâter la consolidation (des fractures) en fournissant au cal ses éléments terreux en abondance, les résultats obtenus par ce traitement ne sont pas très-manifestes, et la plupart des chirurgiens ont, sans inconvénient, mis de côté l'usage de ce médicament (1). »

OBSERVATION I. — Nous devons cette observation à M. Marcano, ex-interne des hôpitaux, auquel nous exprimons ici toute notre gratitude. — Le nommé P... Jean-François, âgé de 70 ans, est entré à la salle St-Pierre, n° 4, à l'hospice des Ménages, le 19 avril 1870. Service de M. Bernad.

Cet homme est d'un tempérament lymphatique, il n'est pas débilité. Marchant difficilement, il est tombé sur le côté droit. La région du grand trochanter a subi le choc, le malade n'a pu se relever, on a été obligé de le coucher.

A l'examen, ce qui frappe le plus tout d'abord, c'est un raccourcissement considérable : Le bassin étant mis en place, le talon droit se trouve 6 centimètres au-dessus du talon gauche et le pied dans la rotation en dehors, mais on peut le ramener au parallélisme sans douleur ; il reprend de suite sa position vicieuse.

Le malade accuse de la douleur quand on tire sur le psoas.

La région trochantérienne ne présente pas de différence avec celle du côté opposé, on ne constate pas de douleur même en donnant de petits coups ; toutefois, le malade accuse instantanément de la douleur si on lui applique la main sur la partie antéro interne de la cuisse, douleur qui se continue en suivant le trajet du psoas.

(1) Follin, *Pathologie externe*, t. II, p. 770.

Pas d'ecchymose, pas de décrépitation, perte complète des facultés du membre auquel le malade ne peut imprimer aucune espèce de mouvement.

La douleur intolérable a empêché de rechercher le signe de Maisonneuve.

Le jour de son arrivée, le malade a été mis dans une gouttière de Bonnet, et la fracture est restée parfaitement réduite.

On a administré chaque jour : { Phosphate de chaux, 6 gr.
{ Rhubarbe, 0 gr. 50.

Régime tonique.

Le 2 mai, fièvre, on administre 75 centigrammes de sulfate de quinine jusqu'au sixième jour, où la fièvre disparaît.

Le 11. Diarrhée très-forte, état général mauvais, la fièvre est revenue ; suppression du phosphate de chaux, potion avec :

Diascordium, 2 gr. et bismuth, 2 gr.

Le 13. Le malade meurt tranquille à 1 h. 1/2 de l'après-midi, sans agonie prolongée. Le phosphate de chaux avait été donné pendant vingt-un jours.

Le 14. Autopsie, vingt-six heures après la mort.

Tous les signes physiques persistent ; large ecchymose sous-cutanée postérieure à la fracture, siégeant à la partie interne et au-dessous du grand trochanter. Cette infiltration devient séreuse dans les interstices des muscles, surtout au-dessous du facia lata où les muscles sont en bouillie. Ceux de la région antérieure sont sains, excepté le psoas qui est infiltré seul.

La capsule articulaire est intacte, l'os coxal aussi.

La fracture était intra-capsulaire, les fragments sont ramollis et entre les deux se trouvent de petits fragments presque en poussière, le plus volumineux est de la grosseur d'un petit pois.

On ne constate de fracture ni du grand, ni du petit trochanter.

L'examen histologique de la pièce a été fait ultérieurement au collége de France dans le laboratoire de M. Ranvier, on n'a constaté aucune trace de production osseuse nouvelle.

Il n'y avait pas eu de réparation malgré l'administration du phosphate de chaux.

OBSERVATION II. — T..., Rosalie âgée de 21 ans, couturière, est entrée le 28 avril 1876 à Lariboisière, salle Ste-Marthe, dans le service de M. Panas, au n° 21.

Cette fille est d'un tempérament strumeux, les lèvres sont grosses, les yeux énormes, elle porte des traces de scrofulide. L'état général est mauvais, anémie et faiblesse marquées. Cette malade a été conduite à l'hôpital à la suite d'une chûte sur le côté gauche, dans un escalier.

On constate nettement deux fractures, l'une à la cuisse, l'autre à la jambe gauche. La fracture de cuisse est à la partie moyenne ; il y a une déformation très-marquée formant un angle saillant en dehors ; les parties sont tuméfiées ; pas d'ecchymose.

Le membre présente un raccourcissement d'environ 5 centimètres.

On détermine facilement de la crépitation et des mouvements anormaux.

Impossibilité absolue de se servir du membre.

La fracture de la jambe est située au-dessous du plateau du tibia et transversalement.

Il y a peu ou pas de déformation. La crépitation est manifeste, les mouvements anormaux faciles à produire.

D'autre part, le genou situé entre les deux fractures est ankylosé à la suite d'une tumeur blanche guérie depuis dix ans environ.

On constate sur la jambe et sur la cuisse, des cicatrices d'abcès froids multiples, guéris depuis plusieurs années, en même temps que l'on remarque de la périostite chronique sur le tibia.

La malade est placée le 4 mai, dans une gouttière plâtrée avec attelle de Desault pour empêcher tout mouvement même de la cuisse sur le bassin.

Régime tonique et anti-scrofuleux.

Huile de foie de morue, sirop d'iodure de fer, vin de quinquina.

Le 1er juillet, on lève l'appareil, la fracture de cuisse est consolidée, mais avec un cal difforme, saillant en dehors ; celle de la jambe est encore mobile.

On prescrit le phosphate de chaux à raison de 6 gr. par jour et la jambe est replacée dans son appareil. Le régime est continué, l'état général n'est pas sensiblement amélioré, cependant la femme a l'air un peu plus forte.

Le 29 juillet, l'appareil est levé de nouveau et la consolidation aussi peu avancée. Continuation du régime et de la médication.

Le 25 août on visite de nouveau l'appareil ; il y a commencement de consolidation mais on sent que le cal est mou encore. Même régime, continuation du phosphate de chaux.

Le 16 Septembre, l'appareil est enlevé, la consolidation manifeste, la malade peut mouvoir son membre autant que ses infirmités antérieures le lui permettent.

Le phosphate de chaux et le sirop d'iodure de fer sont supprimés.

Le régime fortifiant est continué, l'appétit est bon — huile de foie de morue et vin de quinquina.

La malade sort enfin complètement guérie le 13 octobre Elle boîte très-sensiblement.

Voilà une malade à laquelle tout l'arsenal anti-scrofuleux et tonique est ouvert et qui met à rétablir sa fracture depuis le 28 avril jusqu'au milieu de septembre. Elle reste à l'hôpital plus de cinq mois, alors que le phosphate de chaux a été administré durant deux mois et demi.

Il faut avouer que cette malade était dans de mauvaises conditions; mais la fracture de cuisse avait guéri sans phosphate, et l'administration de celui-ci ne parait pas avoir avancé beaucoup la consolidation de la jambe.

Nous allons rapporter deux observations prises à l'hôpital Beaujon par M. Dusart, qui tend à démontrer l'action réparatrice du phosphate de chaux dans les fractures.

Obs. III. — Charles D..., 44 ans, maçon, à le 1er mai une fracture des deux os de la jambe droite avec plaie à la partie interne, au niveau de la fracture siégeant au tiers inférieur du membre.

1er juin. La plaie est guérie, mais le cal est encore très-mou, l'état général est satisfaisant, l'appétit ordinaire.

Le 3. On administre au malade, au commencement de chaque repas et trois fois par jour, deux cuillerées de sirop de lacto phosphate de chaux, soit six cuillerées renfermant 6 grammes de sel. Après vingt-quatre heures l'appétit est développé et vers le huitième jour il devient excessif. Le malade réclame de la nourriture entre les repas; il accuse principalement dans la jambe fracturée, une sensation assez vive qu'il compare à celle produite par l'électricité et à des picotements nombreux. Le teint s'est coloré et le malade dit sentir dans les membres une grande vigueur qu'il rapporte à l'action du médicament.

Le 20. On constate la formation d'un cal déjà résistant, il y a cependant encore de la mobilité.

Le membre est placé dans un appareil inamovible.......

Voici la seconde observation, elle n'est guère plus concluante que la première.

Obs. IV. — François G..., 42 ans, charpentier, entré le 1er mars : fractures de la clavicule gauche, de côte et de l'humérus du même côté, partie moyenne, causées par une chûte d'un deuxième étage, lésion du poumon, emphysème sous-cutané, état extrêmement grave pendant plusieurs jours.

22 juin. On constate pour l'humérus un commencement de consolidation, le cal offre cependant une certaine mollesse. L'état général est satisfaisant, l'appétit excellent.

Le 23. On donne au malade six cuillerées de sirop de lacto phosphate de chaux distribuées en trois repas. Au bout de huit jours, l'état général est le même, l'appétit n'a pas subi d'augmentation, mais le malade ressent des fourmillements dans la partie fracturée, qui vont en augmentant et deviennent très-vifs dans les premiers jours de juillet.

A ce moment il est possédé par le besoin de se mouvoir et est forcé de se lever et de marcher quelque temps pour satisfaire l'inquiétude qu'il ressent dans les jambes. Vers le 20, l'état est le même mais les picotements vont s'affaiblissant.....

Nous ne pensons pas qu'on puisse sérieusement discuter de pareilles observations et si nous les avons citées, c'est pour donner une idée de la rigueur qui, presque toujours a présidé à nombre de publications de ce genre.

CONCLUSIONS.

1° Nous ne croyons pas au phosphate de chaux comme agent devant hâter la consolidation des fractures.

2° Le phosphate de chaux jeté directement dans l'éco nomie n'est pas absorbé quand il est insoluble.

3° S'il est introduit dans l'estomac à l'état soluble, la portion absorbée est éliminée par les urines et n'a pas d'effet ostéogénique.

4° Si l'os est un composé défini, le phosphate de chaux introduit surabondamment, ne peut être accepté en excès dans la trame osseuse et par conséquent hâter la consolidation.

5° Le phosphate de chaux nécessaire à l'économie lui est fourni en quantité suffisante par l'alimentation ordinaire où il se trouve dans le lait, le pain, les céréales, les graines. De cette façon seule, il est assimilable.

6° Le rôle du phosphate de chaux est plutôt hygiénique et alimentaire que médicamenteux. Il a cependant une certaine valeur comme antacide et absorbant.

7° S'il n'a aucune spécificité pour la réparation osseuse c'est un agent de la médication générale qui peut rendre service à ce titre.